I0766691

AMÉTHYSTE Y

C'est normal d'avoir mal,

quand la féminité devient un prix à payer

TÉMOIGNAGE

Prologue

J'ai toujours voulu écrire, toucher avec de simples mots, emporter avec des lignes ; pensant pourtant ne rien avoir à dire d'assez important.

Aujourd'hui, il me semble essentiel d'écrire. De laisser s'échapper ce flot d'émotions, d'ouvrir les vannes. Et s'il est possible que dans ces mots, certains se retrouvent, ou trouvent du réconfort, de l'espoir puisque c'est surtout ce dont il s'agit, alors j'aurais apporté ma pierre à l'édifice. Si cela permet de révéler à certains l'existence de cette maladie, de permettre d'alerter, d'informer, alors j'aurais à mon échelle contribué.

Ce récit n'est donc pas une histoire palpitante, et vous n'aurez probablement pas le souffle coupé comme en lisant un très bon roman. Il n'a pas non plus vocation à apporter une expertise médicale mais vise simplement à relater mon parcours, ma relation à la maladie, à mon endométriose. Car pour chacune d'entre nous, elle revêt des formes très diverses.

Alors, c'est parti, pour un récit sans doute maladroit, parfois décousu ou peut-être même cru à bien des égards. Quoiqu'il en soit, un écrit empreint de vérité, bien que subjectif car issu de ma propre expérience ; des bribes d'existence faites d'espoir et de rires, de déboires et de rides.

Chapitre 1 : Les premières règles, les origines du mal

J'ai 13 ans. Et voilà que mes premières règles débarquent. Maman est très fière de sa fille, qui comme ils disent "devient [peu à peu, bien entendu] une femme ». Je me demande si en ayant une fille un jour, je ressentirai cette "fierté" car entre nous, il existe de meilleures réjouissances… Blague mise à part, ce n'est pas ici notre sujet.

Les premiers mois se passent plutôt normalement, de petites douleurs lors de la période rouge, mais rien d'alarmant. C'est ensuite que les choses se corsent. De violentes crampes qui me plient en deux, me donnent des nausées, des douleurs dans les jambes et me clouent parfois au lit, sans que je puisse aller en cours.

Première visite chez le médecin de famille, qui écoute les symptômes, et précise que "c'est normal", et nous ressortons maman et moi, munies d'une ordonnance pour du Spasfon. Il ne va pas falloir longtemps avant de se rendre compte que c'est inutile. Véritablement. Pas d'atténuation des symptômes, aucune. Je pourrais tout aussi bien prendre un bonbon que ça me ferait le même effet.

Lors des prochaines visites chez le médecin, celui-ci me prescrira cette fois un anti-inflammatoire, qui a l'air de plutôt bien marcher pour les règles douloureuses, d'après les dires du médecin. Et il a raison, ce nouveau comprimé me fait du bien. Il apaise la douleur, la rendant suffisamment supportable pour pouvoir aller en cours et vaquer [pas vraiment paisiblement] à mes occupations, à condition de ne pas trop en faire. Pour l'anecdote, un jour j'ai décidé d'aller courir…ah ! J'en rigole encore de penser à ces pubs à la télé montrant des jeunes femmes mener toutes sortes d'activités sportives avec le sourire pendant qu'elles ont leur règles. Ce jour-là, j'ai bien cru m'évanouir. Bon, bien entendu, j'essaie à l'époque de me traîner tant bien que mal lors des cours d'EPS car l'"excuse" d'être "indisposée" est bien trop souvent utilisée par n'importe qui, pour être encore crédible.

[D'ailleurs, entre nous d'où vient cette expression : "être indisposée" ? Comme si c'était un choix, "non non désolée, aujourd'hui je suis disposée à saigner comme un porc, avoir un mal de chien, mais alors certainement pas à faire du sport. Oui oui, je vous disais bien que ce bouquin serait glamour. ;)]

Mais revenons à nos moutons. L'Antadys est donc mon sauveur, et me permet de tenir le choc. Avec ça, mon médecin me propose de me prescrire également la pilule, car cela aiderait à réguler le cycle et parfois à atténuer la douleur. Et pour les cycles, il a raison. Décision est donc prise, à 14 ans de continuer cette pilule et de bénéficier, au moins d'une période de règles réduite (passant de 10 à 7 jours environ).

Et puis les années passent. La douleur est toujours présente et revient chaque cycle, fidèle au poste. Tout comme les anti-inflammatoires qui deviennent mes fidèles compagnons, au côté du repos, autant que possible.

Durant toutes ces années, souvent je me questionne. C'est quand même étrange que les jeunes filles et femmes soient tellement inégales face à un phénomène qui semble tellement naturel. Mais bon, maman en a souffert toute sa vie (sa mère aussi) et en souffre encore aujourd'hui. Et puis le médecin dit que "c'est normal d'avoir mal".

Chapitre 2 : Il y a quelque chose qui cloche

J'ai la vingtaine. Chaque mois, c'est la même rengaine. À l'approche de mes règles, les nausées, les légères douleurs. Et puis vient la grosse semaine d'anti-inflammatoires, de poches chaudes, qui rythment le quotidien, tout en me permettant de mener ma vie plus ou moins normalement.

Je découvre l'existence de cette maladie : l'endométriose, en lisant un jour un article sur les réseaux. C'est un véritable choc. Comment peut-il exister une maladie qui touche autant de femmes [car on parle ici d'une femme sur 10] et qu'elle ait été méconnue pendant toutes ces années ?

D'après ce que je lis, c'est une maladie gynécologique, qui est très envahissante et surtout très invalidante. Les témoignages que je peux y lire sont effarants. On parle d'une maladie invisible car ses manifestations ne sont effectivement pas visibles de l'extérieur, bien qu'elle fasse des ravages. Ces femmes semblent souffrir le martyre, j'ai beaucoup de peine pour elles.

La vie continue. Mon quotidien est fait de moments partagés avec ma famille, mes amis, les études [et plus tard le travail] et bien sûr, avec l'amour de ma vie. Les projets se tissent au fil du temps, aussi bien personnellement que professionnellement.

L'aspect professionnel. Je souhaite être travailleur social, et travaille dur pour ça. En réalité, j'ai toujours travaillé dur. Et lorsque je souhaite réaliser quelque chose, j'y mets toute ma volonté. Ce qui me plaît dans ce métier, est la possibilité d'apporter une aide à des personnes qui en ont besoin. Bien entendu, ça ne fonctionne pas à tous les coups, mais on peut bien essayer. Je pense que bien souvent, se sortir de difficultés ne tient pas à grand chose, et un petit coup de pouce venu de l'extérieur peut permettre de prendre du recul et de redémarrer. Encore une fois, il s'agit pour moi de donner du sens, d'apporter ma pierre à l'édifice, par petites touches.

D'un point de vue personnel, ma famille, mes amis sont très importants pour moi. Les moments précieux passés avec eux constituent pour moi les petits [qui n'ont de petit que le nom] bonheurs de la vie. L'arrivée dans ma vie de celui qui la partage encore aujourd'hui vient sublimer ce bonheur, en cela qu'il devient également mon meilleur ami. Nous partageons tout et rions aux éclats, tout comme nous nous soutenons dans les moments difficiles. Si je ne le mentionnerai dans ce roman que timidement, c'est par pudeur. Afin de préserver son intimité, encore davantage que la mienne, que j'ai choisi de partager en partie. Il aura pourtant un rôle central dans ce récit, qui fait état d'une véritable maladie de couple.

Revenons donc à nos petits oignons.

Parmi les projets de vie qui se font, vient la fin des études, les premières expériences professionnelles pour chacun d'entre nous. Viendra ensuite le moment de s'installer ensemble, de partager d'autant plus le quotidien de l'autre. D'alterner entre fous rires à en avoir mal au ventre, moments de tendresse et prises de becs ridicules ou moins ridicules.

Au fil des années, nous évoquons l'avenir et la possibilité d'avoir des enfants, rien qu'à nous, qui viendraient compléter notre bonheur et matérialiser d'autant plus cet amour qu'il y a entre nous. D'abord, en plaisantant sur les prénoms que nous leur donnerons. Et plus sérieusement ensuite. Entre temps, nous faisons la rencontre de mini être-humains, fabriqués par certains de nos amis, que nous aimerons comme des membres de nos familles, et qui nous permettront de nous projeter encore un peu plus dans cette famille future.

Vient alors le moment fatidique, la décision prise ensemble, la plaquette de pilule arrêtée, avec tant d'espoirs à la clé.

Dès le départ, nous nous attendons à patienter quelques mois. En effet, d'après les expériences connues autour de nous, il nous semble qu'il soit plutôt rare que ça fonctionne du premier coup. Nous pensons aussi qu'après 10 ans de pilule, il faut sans doute du temps pour que le corps se réhabitue aux cycles naturels. Et puis, nous ne sommes pas si pressés.

1 mois - 2 mois - 3 mois - 6 mois. Bébé ne vient pas. Souvent des signes "annonciateurs", qui n'en sont pas, viennent troubler nos esprits, du moins le mien. Un test, et vient la déception même si je me dis "je m'en doutais". Mais à côté de ça, quelques autres désagréments que je ne connaissais pas forcément avant.

J'arrête le compteur à 6 mois car avec le recul, je me rends compte que c'est un point important dans l'évolution de la maladie. C'est là, environ 6 mois après l'arrêt de ma contraception, que les douleurs durant les règles deviennent plus sourdes. Soudain, l'Antadys n'est plus suffisant, et souvent, devant la violence de ces douleurs, je ne sais plus vraiment quoi penser.

Les mois passent et la douleur ne cesse d'augmenter. De nouveaux troubles gastriques viennent s'ajouter au tableau. J'ai parfois des sueurs froides et me sens proche de l'évanouissement. Des diarrhées viennent remplacer la constipation habituelle. Uriner devient une épreuve, bien que déjà douloureuse auparavant ; et je ne parle pas d'aller à la selle. Viennent aussi, d'abord rarement, puis plus régulièrement, des douleurs pendant les rapports sexuels. La douleur m'empêche de dormir ou me réveille la nuit.

Les questions se multiplient, dans ma tête, mais pas seulement. Je lis beaucoup, et plus je parcours les récits d'endométriose, plus je me reconnais. Plus je lie ma souffrance à celle de ces femmes. J'en parle autour de moi aussi. D'abord, à ma mère, qui ne trouve pas ça normal non plus, cette escalade de la violence, comme on pourrait dire dans un autre contexte. Je lui dis que je vais en parler à mon gynécologue, puisque de toute façon, j'ai un frottis à réaliser bientôt. Autour de moi, l'on voit bien que ça ne va pas. Mon Amour me soutient comme il peut, tente de me rassurer, "peut-être que ce n'est pas ça". Ma meilleure amie, mes collègues. L'une d'elles d'ailleurs, me demande si j'ai déjà fait les tests liés à l'endométriose. Car elle en est atteinte, et mes symptômes la renvoient à son quotidien. Je leurs réponds la même chose : "j'irai voir mon gynéco, j'irai voir mon gynéco."

La vérité c'est que j'ai peur. J'ai affreusement peur des réponses qu'il va m'apporter, et davantage peur encore que tout ça soit les symptômes normaux après l'arrêt de la pilule, et que je doive passer par là encore longtemps, avant d'avoir la chance d'enfanter.

14 mois - Mai - J'ai pris rendez-vous, ça ne pouvait plus attendre.

Chapitre 3 : « *Au moins, ce n'est pas un cancer !* »

"Au moins, ce n'est pas un cancer !"

C'est en lisant divers témoignages de femmes ayant découvert qu'elles souffraient d'endométriose, que j'ai réalisé que cette façon d'accueillir les choses revenait souvent. Car en effet, malgré la bombe qui venait d'exploser à mon visage avec un diagnostic de "suspicion d'endométriose", c'est aussi une des premières remarques que je me suis faite.

En cela, je me rends compte que de bien des façons, et en bien des situations, les femmes sont des êtres forts. Car si la pilule des difficultés de la vie est parfois difficile à avaler, elles ne se laissent pas abattre et pensent : "ça aurait pu être pire, je peux surmonter ça".

Je suis donc là, assise dans le bureau de mon gynécologue, sur le point de m'effondrer. Ces derniers temps, bien que j'ai tout fait pour ignorer les symptômes, ou les minimiser, ça ne va pas du tout. Ni physiquement, ni psychologiquement. C'est donc un flot de paroles ininterrompu qui s'écoule. Au bord des larmes, je raconte, je décris, comme si ma vie en dépendait. Et en quelque sorte, c'est bien le cas. Je lui parle de tout, la douleur, les désagréments annexes qui se sont ajoutés, le bébé qui ne vient pas. "J'ai peur d'avoir de l'endométriose", je lâche enfin. Lorsque j'ai terminé, le médecin a une mine assombrie. Il finit par me dire "hmm… effectivement, les symptômes que vous décrivez font penser à une endométriose. Venez, on va regarder tout ça."

Ça doit être les derniers jours de mes règles. Il réalise une échographie endo-vaginale. Il explore différents endroits lorsque l'un d'eux se révèle davantage douloureux. Il me dit alors : "c'est ici que c'est douloureux ?" et je sens que la sonde touche quelque chose de bien précis. Je lui réponds qu'effectivement, cette zone est très douloureuse. Il termine l'échographie et nous retournons nous asseoir. Il m'explique alors que ce qu'il touchait à l'aide de la sonde tout à l'heure, et qui me faisait souffrir est, semblerait-il, un nodule* d'endométriose. Il s'agit en fait d'un amas de tissus de l'endomètre, qui s'est assemblé jusqu'à former une petite boule, juste là entre mon utérus et mon rectum. Le mien mesure environ 15mm.

Le gynéco me demande ce que je sais de l'endométriose, je lui réponds alors : "je crois que c'est du tissu de l'endomètre qui migre à des endroits où il ne devrait pas." Ce à quoi il me répond "alors vous en savez à peu près autant que moi".

Nous sommes en mai, et à partir de là, un festival d'examens en tout genre n'attend plus que moi.

Chapitre 4 : Assortiment d'examens médicaux, sur son lit d'inquiétudes

Juin - L'*IRM**

La première étape suite à cette échographie qui interpelle mon gynécologue est l'IRM pelvienne.

Bien évidemment, comme à ma (très mauvaise) habitude, je vais me renseigner au sujet de cet examen sur la toile. Histoire de me rassurer, et de déchiffrer les prescriptions notées sur l'ordonnance. Ahah…

Il s'agit donc, d'après ce que je peux lire, d'une sorte de radiologie qui se déroule en position allongée, le corps légèrement déplacé dans un genre de tube, au gré des clichés. Je dois dire que j'ai une certaine appréhension à l'idée du fameux tube, bien que pas spécialement claustrophobe.

En surfant sur la toile, je peux donc constater que le produit prescrit est destiné à être injecté en intraveineuse, comme me l'avait précisé le gynéco, afin de mieux visualiser les éventuelles lésions. L'on me prescrit également un antihistaminique, pour éviter une allergie.

Sur plusieurs sites, des femmes font part de leur expérience de l'IRM. Parmi ces récits, certaines ont dû, en plus des prescriptions citées plus haut, s'administrer une sorte de gel dans le vagin et/ou le rectum, toujours pour une meilleure visualisation. Dieu merci, cela ne figure pas sur mon ordonnance.

Je vais donc récupérer les médicaments, 48h à l'avance comme mentionné, et me rends à l'examen le jour J, assez stressée mais rassurée par la présence de ma mère, toujours à mes côtés.

Vient le moment où l'on m'appelle, m'invitant à m'installer dans une petite salle où une dame m'explique plus ou moins le déroulé de l'examen, et me demande de me déshabiller , et d'enfiler une blouse (celles, très sexy, ouverte dans le dos ;)), dans l'attente de l'examen.

Elle me demande également de prendre un comprimé afin d'éviter d'éventuelles douleurs abdominales. Jusque-là, tout va bien.

C'est après un aller-retour que cette gentille dame revient, le regard compatissant, pour m'expliquer que pour le moment, on ne m'injectera pas le produit en intraveineuse car il n'est pas toujours utile, mais qu'en revanche je devrais m'injecter un gel, dans le vagin et dans le rectum afin de visualiser au mieux les lésions.

"Chère Madame, si vous revoyez mon expression faciale à ce moment précis, j'espère que vous en rigolez encore car j'ai moi-même du mal à imaginer plus drôle."

Le médecin vient donc me chercher et me réexplique le déroulé de l'examen, ainsi que la partie "gel". Évidemment, là encore pour que ce soit le plus drôle possible, des deux seringues plus ou moins remplies, je vous laisse imaginer laquelle va dans quelle partie de mon anatomie…

Mise à part cette demi-surprise (je dois avouer que là, je suis quand même bien contente de l'avoir lu d'abord sur des forums car cela atténue le côté désagréable de la chose), il me rassure également en me disant de ne pas hésiter à presser le bouton placé à côté de moi si jamais ça ne va pas durant l'examen.

On me conduit donc dans la salle d'IRM, en me laissant quelques minutes pour appliquer le gel et m'installer sur la table. Un petit coussin sous la tête, une feuille de papier sur le corps, une sorte de plaque posée sur le bassin, afin de le maintenir correctement, et je suis fin prête pour l'examen.

Dans l'ensemble, cela se passe plutôt bien, même si certains sons durant les clichés me donnent mal à la tête et la nausée durant quelques minutes. Je sors de la salle, maman me demande si ça s'est bien passé, je lui réponds "oui, mais je te raconterai dans la voiture". Un petit passage aux toilettes pour vérifier que tout va bien (car oui, il faut bien que ce gel à l'allure de canard WC redescende) et l'on me demande de passer dans l'après-midi pour les résultats.

Ce que je fais. Je regrette toutefois que l'on me remette l'enveloppe sans explication aucune. Je me retrouve donc avec un compte-rendu bourré de termes médicaux que je ne comprends pas, se terminant par "la patiente nécessite une prise en charge spécialisée". Et la seule question qui me reste en tête est "Est-ce que je souffre d'endométriose ?".

J'aurai un début de réponse en passant un coup de fil à mon gynéco afin de lui lire le compte-rendu, ce à quoi il me répondra "il semble bien que ce soit une endométriose". A notre prochain rendez-vous, il m'orientera alors vers le centre de PMA*, où d'après lui, l'on sera plus à même de prendre en charge la gestion de ma maladie, et également le versant fertilité.

Septembre - La première consultation à la PMA

J'ai appelé dès le mois de juin pour obtenir un rendez-vous, mais les deux médecins étant overbookés, on m'a demandé de rappeler début août. Entre temps, nous avions prévu des vacances, je me suis dit que cela me serait sûrement salutaire, de laisser de côté tout ça en attendant notre retour. Comme si c'était possible…

Quoiqu'il en soit, cela nous amène à notre première consultation, une consultation qui se fait toujours en couple. D'ailleurs, cela me rassure, je suis encore assommée d'avoir découvert que je suis à priori malade. Avoir mon amour à mes côtés me fait beaucoup de bien, et puis il y à la question de cet enfant, ardemment désiré qui doit être évoquée.

Avec beaucoup de stress mais aussi d'espoirs, d'en savoir plus sur ce que j'ai, et de trouver des solutions, nous nous rendons donc à ce rendez-vous.

Première douche froide, en arrivant, on nous annonce que le médecin a dû partir en urgence, c'est donc une interne qui nous recevra. Près de trois mois que l'on attend ça, je dois dire que là, je l'ai un peu mauvaise.

L'on est donc reçus. On jette un œil au dossier, à l'IRM, et l'étudiante m'avoue ne pas être en mesure de m'expliquer exactement où se situent les lésions d'endométriose car c'est un examen très complexe à interpréter, même si le mien a à priori été réalisé dans de bonnes conditions. Bonne nouvelle donc, je ne devrais pas le recommencer.

Ensuite, s'en suit un questionnaire, sur notre état de santé à tous les deux, sur les antécédents familiaux, sur les facteurs à risque ou non de nos métiers. Et nous débouchons sur une prescription balayant toutes les origines possibles de notre infertilité (car à ce moment là, cela fait 17 mois que j'ai arrêté la pilule et bébé ne pointe toujours pas le bout de son nez). L'interne nous explique qu'à ce stade, elle ne peut rien dire encore, tant que nous n'aurons pas les résultats à ces examens :

- *Spermogramme* pour Amour ainsi qu'une prise de sang afin de vérifier la sérologie.

- Et pour moi, diverses prises de sang, devant être réalisées à des moments précis du cycle, ainsi qu'un examen des trompes appelé *hystérosalpingographie*. Je sais, on peut difficilement faire plus barbare.

Nous ressortons donc de ce rendez-vous avec, encore une fois, très peu d'informations sur mon état de santé, mais au moins quelques pistes à creuser, qui nous apporterons nos premières réponses.

Je regrette un peu la froideur de l'échange, que j'impute à la jeunesse et au manque d'expérience de celle qui aura été notre première interlocutrice au centre, sans toutefois lui en vouloir.

Les prises de sang

Je ne vais pas décrire chacune d'entre elles, car ça reste l'examen le plus commun de tous. Mais je n'ai qu'un souhait pour vous.

Si vous êtes atteintes d'endométriose, et que de surcroit, êtes face à des problèmes de fertilité, j'espère sincèrement que vous n'avez pas peur des aiguilles. A l'heure ou j'écris, environ 6 mois après la première écho, je dois en être à environ 6 ou 7. Et c'est loin d'être fini.

Septembre - L'Hystérosalpingographie

La première difficulté pour moi, concernant cet examen, a été de prendre rendez-vous. En effet, celui-ci doit être réalisé à un moment très précis du cycle, et avec le mien qui est complètement irrégulier, ça n'a pas été une mince affaire. J'ai dû ainsi appeler 5 centres différents si je me souviens bien pour obtenir un rendez-vous au bon moment, un certain nombre de jours après le début des règles mais à condition qu'elles soient finies le jour de l'examen. Bref, simplissime.

Il y a également une prise de sang à faire environ 5 jours avant. Si vous n'êtes pas de nature organisée, investissez dans un agenda !

Généralement, sont prescrits des antidouleurs, avant de pratiquer cet examen. Il s'agit d'aller vérifier la perméabilité des trompes, afin de détecter une éventuelle anomalie, qui expliquerait ou non l'infertilité.

Une demi-heure après la prise des médicaments, je suis donc installée dans la salle, et une assistante m'explique le déroulé. Vient ensuite le médecin qui à nouveau m'explique le déroulé et me rassure. Elle est douce, très humaine, et quelque part, qu'elle soit une femme me rassure davantage. Elle prend le temps de discuter, de comprendre ce qui m'amène ici. Elle va d'ailleurs s'insurger du peu d'explications que je possède sur mon endométriose et ayant l'IRM avec moi, va me traduire en partie ces hiéroglyphes. Elle m'aidera à mieux situer les lésions, en reprenant les bases de l'anatomie ; entre le rectum et l'utérus, dans le torus utérin*, et une autre plaque à gauche qui n'est en revanche pas très bien délimitée.

L'examen se déroule alors que je suis en position gynécologique. Un spéculum est mis en place, comme chez le gynéco. Puis, le médecin me demande d'inspirer et d'expirer très fort à son signal, afin de mettre en place la canule, qui permettra au liquide d'être injecté et de circuler dans les trompes. Pour cela, elle doit pincer le col de l'utérus, comme elle me l'a bien décrit tout à l'heure, et c'est ce moment qui pour beaucoup de femmes est le plus douloureux selon le médecin.

Pour moi, ça ira. Pas du tout un bon moment à passer, mais supportable, et je pense que les médicaments aident beaucoup. Le liquide est donc injecté et le médecin peut surveiller sa progression grâce à un écran. La présence du liquide qui va, en quelque sorte, gonfler l'utérus et les trompes est un peu douloureux et mime les douleurs de règles, comme une tension importante dans le bas ventre. Ou tout du moins, c'est le cas pour moi.

Elle me décrit chacune des étapes. A droite, tout va bien. A gauche en revanche, le liquide passe, mais ne ressort pas. Ma trompe gauche est donc obstruée à la sortie, ce qui de fait est un facteur d'infertilité car le passage des spermatozoïdes n'étant possible que d'un côté, celui diminue les chances de fécondation. Première explication.

L'examen se termine, toujours dans la douceur. Le médecin reste un moment pour discuter, pour m'expliquer encore cette obstruction de ma trompe à gauche. Elle me souhaitera bon courage pour la suite. Un peu vaseuse, je ne pense pas à la remercier pour son humanité et sa chaleur, mais ne manquerai pas de dire à l'assistante de lui transmettre ma reconnaissance.

L'après examen est un peu douloureux, toujours cette tension présente. Mais surtout, je suis complètement dans le gaz et tiens à peine debout. Maman m'attend, bien heureusement, et prendra soin de moi jusqu'au retour d'Amour, qui travaille ce jour-là.

Le spermogramme

Je ne vais pas parler pour lui ou écrire ce qui ne m'appartient pas. Tout ce que je peux décrire, c'est la façon dont j'ai ressenti cet évènement. Et le pire, c'est la culpabilité. Je m'en veux beaucoup qu'il ait à faire cet examen, certes non douloureux, mais aussi très intime ; et en ce sens pas facile à vivre pour lui non plus ; parce que mon endométriose menace notre fertilité (bien qu'on nous ait expliqué que l'infertilité est rarement due à une seule cause, et qu'elle peut prendre ses origines à la fois chez l'homme et la femme). Je le sens, non pas réticent, car il sait qu'il doit le faire, mais perturbé. Le jour J, de nous deux, je me demande qui est le plus stressé. Mais ça se passe plutôt bien. Et finalement, à mon grand soulagement, il tournera par la suite ce moment en dérision en le mentionnant, ce qui aura pour effet de m'alléger l'esprit.

Novembre - La 2ème consultation à la PMA

Sur le point d'obtenir tous les résultats de nos examens respectifs, nous prenons rendez-vous afin d'anticiper. Et heureusement car encore une fois, le planning est chargé. Arrive donc novembre et ce rendez-vous, toujours très attendu.

Cette fois, le médecin est bien là. C'est une femme elle aussi, extrêmement souriante et chaleureuse. Ouf !

Elle nous accueille et feuillette l'ensemble de nos résultats avant de commencer par "Bon, c'est bien une endométriose, il n'y a aucun doute là-dessus !" Enfin quelqu'un qui a des certitudes.

Puis elle nous demande si on nous a expliqué ce qu'est l'endométriose. Je lui explique que je n'ai pas vraiment eu d'explications médicales approfondies jusqu'ici et que je dois surtout mes connaissances à mes recherches, idem pour Amour.

Elle va alors prendre le temps de nous expliquer, à l'aide de schémas, la maladie, ses causes possibles mais aussi et surtout ses conséquences, avant de revenir à mon cas en particulier. Et dans le mien, il s'agit d'une *endométriose* dite "*profonde*"*, au stade 4 plus précisément.

Nous réalisons également une échographie. Une interne est présente. C'est elle qui la réalise, avec douceur également et beaucoup d'écoute. Pour le glamour de la situation, on repassera puisque c'est dans ce même bureau que je vais me déshabiller et qu'on pratiquera l'examen, là juste à côté d'Amour. Ce jour-là, je suis au 28ème jour de mon cycle, et mes règles ne devraient pas tarder à pointer le bout de leur nez.

À l'écho, on constate qu'il y a de nombreuses inflammations. Ma trompe gauche est quant à elle complètement distendue puisque remplie de sang (l'extrémité obstruée n'arrangeant rien). Amour a les yeux rivés sur l'écran, pendant que le médecin explique. Elle vérifie tout, les ovaires, les trompes…

Puis on revient s'installer afin de passer en revue cet examen, et les nombreux autres que nous avons fait jusqu'ici.

On commente les inflammations, la douleur et on arrive à la fertilité. Le bilan pour Amour est plutôt bon. Une légère petite anomalie sur la forme mais au-delà de ça, tout va bien, ce qui est déjà un bon point.

De mon côté, c'est un peu plus compliqué. D'abord, il y a ces inflammations créées par l'endométriose, qui ne constituent pas un terrain favorable à l'implantation d'un embryon. Et puis, ma réserve ovarienne est plutôt dans la moyenne basse, très probablement à cause de l'endométriose là encore. Enfin, il y a cette trompe obstruée et surtout ces douleurs qui sont de plus en plus difficiles à concilier au quotidien.

Le médecin va donc nous proposer de nous orienter vers une *FIV**, afin d'obtenir une grossesse le plus rapidement possible puisque c'est notre souhait, et avant que les lésions ne fassent davantage de dégâts. Pour ça, il conviendra de me remettre sous pilule de façon continue afin de bloquer les cycles et de calmer ce tourbillon intérieur.

À cette évocation, je m'inquiète de savoir si cela ne va pas mettre en péril la FIV par la suite. Le médecin me rassure en m'expliquant qu'au contraire, bloquer les cycles et calmer les inflammations permet en général un meilleur taux de réussite de cette procédure.

À ce moment là, un soulagement immense m'envahit car je sais d'ores et déjà que mon état de santé va s'améliorer dans les prochains mois, et Dieu sait que j'en ai besoin. D'entendre que je n'aurai pas à simplement souffrir en silence, dans l'attente qu'un miracle se produise est tout simplement salutaire.

Le médecin me rassure également sur l'absence de chirurgie pour le moment. Pour elle, la priorité est qu'on puisse se consacrer au projet de grossesse et si la pilule me permet d'aller mieux, nous ne prendrons pas le risque de pratiquer une chirurgie qui s'avère délicate et qui pourrait se solder par des complications, notamment d'ordres digestives. Et je dois dire que ces derniers mois, après avoir lu, vu des documentaires…, la perspective de me retrouver avec une poche de stomie* m'a beaucoup inquiété. C'est donc un double soulagement.

Nous ressortons donc de cette rencontre avec beaucoup d'espoir, et une ordonnance pour la pilule, ainsi qu'un traitement afin de stimuler ma glande thyroïde, ce qui permettra en tant voulu de faire grandir les chances de réussite de la FIV.

Celle-ci est prévue pour dans 3 mois environ, ce qui nous donne un premier repère dans notre périple. Entre temps, nous devrons rencontrer le biologiste, afin qu'il nous explique la procédure plus en détail, et également constituer le dossier pour la sécurité sociale, qui en France, prend en charge 4 tentatives de FIV. Dans l'attente, une *hystéroscopie** devra également être pratiquée afin de vérifier que l'utérus est en bon état pour accueillir un embryon.

Décembre - Rencontre avec la biologiste

Cela fait un mois que nous avons rencontré le médecin qui nous accompagnera tout au long de notre parcours. Un mois également que je suis de nouveau sous l'effet des hormones délivrées par ma pilule contraceptive. Et le moins qu'on puisse dire est que je vais déjà mieux. J'ai l'impression de récupérer petit à petit un corps qui avec la force du temps et des douleurs, n'était plus le mien. Je me remets au sport, tout doucement et je goûte à la joie de ne pas me sentir mal la plupart du temps, bien que quelques crises de douleurs se manifestent, mais bien moins souvent. Je continue à faire un peu de yoga, activité que j'ai commencé en début d'année et qui m'aide beaucoup sur le plan physique et mental, dans la gestion de la douleur.

La biologiste est elle aussi très douce. Nous faisons à nouveau le bilan concernant les différents tests que nous avons pratiqués. La légère anomalie des spermatozoïdes chez Monsieur mais toutefois sans gravité. Ma trompe bouchée, ma réserve ovarienne. À ce sujet d'ailleurs, elle nous explique qu'il y a une certaine incohérence entre les résultats de la prise de sang qui indiquent une réserve ovarienne faible, tandis que le nombre de follicules à l'écran lors de la dernière échographie était quant à lui, plus ou moins dans la moyenne. Il y a donc un risque que certains follicules ne renferment pas forcément d'ovocytes corrects, mais nous ne pourrons le vérifier que pendant la FIV.

Nous passons en revue les différentes étapes de la procédure. D'abord, il y aura une période de stimulation ovarienne, où une injection par jour sera pratiquée. N'étant pas à l'aise avec l'idée de me faire des piqûres, et Amour n'en menant pas large non plus, le médecin me précise qu'une ordonnance me sera remise afin de bénéficier des services d'une infirmière à domicile si nous le souhaitons. Chose qui me rassure car bien plus que la piqûre en elle-même, c'est l'idée de "mal faire" qui me terrorise.

Durant cette stimulation, différentes échographies et prises de sang seront réalisées, afin de vérifier que tout se déroule comme prévu. Ensuite viendra le temps de la ponction ovarienne, qui dans mon cas, sera réalisée sous anesthésie générale. C'est ce même jour qu'aura lieu le prélèvement de sperme, afin de permettre la mise en culture.

Quelques jours après, si fécondation il y a eu, aura lieu le transfert d'embryon, qui se réalise à l'aide d'un simple cathéter, en quelques minutes. Viendra enfin l'attente, avant de savoir si la procédure a réussi ou non.

La biologiste nous précise qu'elle ne se prononcera pas sur les chances de réussite car il est complexe de se projeter, d'autant que dans notre cas, les difficultés sont de plusieurs ordres. Autrement dit, "c'est un peu le bordel là-dedans", comme je résumerai les choses, ce qui nous fera rire sur le moment. C'est donc la prochaine étape, l'hystéroscopie qui déterminera la suite des événements.

Janvier - L'hystéroscopie

C'est un examen qui a pour objectif de visualiser la cavité utérine, afin de mieux appréhender les lésions d'endométriose, et notamment d'*adénomyose**, dans ce cas précis. Je passe d'abord dans une petite salle où je dois retirer mes vêtements, et enfiler une blouse, une charlotte et des chaussons avant de m'installer dans la salle d'examen. Vous avez dit sexy et glamour ?

Une assistante m'explique le déroulé de l'examen et reste discuter le temps que le médecin soit prêt. L'hystéroscopie se réalise en position gynécologique, les pieds dans les étriers. Un spéculum est mis en place, afin de faire passer la petite caméra qui ira visualiser l'intérieur. Dans le même temps, afin de gonfler l'utérus et de permettre une meilleur vision, du sérum physiologique est injecté. L'examen n'est pas très agréable, dans le sens où comme pour l'hystérosalpingographie, le fait de gonfler l'utérus provoque une tension un peu douloureuse, bien que rien d'insupportable pour ma propre expérience.

Lors de cet examen, nous pouvons voir à l'écran les tissus enflammés dus à l'endométriose, bien qu'il y ait déjà du mieux d'après l'image, et la prise de sang que j'ai réalisé environ une semaine avant ce jour. Après l'examen, je retrouve Amour et nous nous installons avec le médecin pour en discuter. Les inflammations ont donc déjà bien diminuées, depuis notre premier rendez-vous en novembre, sous l'action de la pilule. Toutefois, restent toujours des lésions que nous allons tenter de faire diminuer encore, voire disparaître, d'ici les prochaines semaines. Me sont donc prescrits en plus de la pilule, des corticoïdes qui auront pour but de diminuer les inflammations, et des probiotiques afin de maintenir la flore vaginale au mieux de sa forme.

Rendez-vous est donc pris avec la sage-femme afin de programmer toute les dates nécessaires pour la FIV, dont la procédure ne débutera pas avant au minimum 6 semaines, de sorte que les différents traitements puissent agir encore jusque-là. Nous quittons donc le médecin, déjà dans l'attente de notre prochaine rencontre pendant la FIV.

NB : Un petit conseil après une hystéroscopie, prévoir des protections hygiéniques bien absorbantes, car des pertes de sang peuvent avoir lieu, mais également pour toute cette eau qui va à un moment donné, redescendre. Dans mon cas, ça a été au moment de quitter le bureau du médecin, avec cette impression de raz de-marée entre les jambes.

Chapitre 5 : Le parcours des parents-battants

Le chemin vers la parentalité est différent pour chacun d'entre nous. Situé à un carrefour entre désir, rêve, nature, science et parfois même surprise.

Ce qui est sûr, c'est que je me suis toujours vue mère, n'imaginant pas une seule seconde passer ma vie sans devenir parent, sans partager ma vie avec de petits êtres qui viendraient compléter notre bonheur, notre amour, celui qui serait né et se construirait avec l'homme de ma vie.

Je n'aurais jamais imaginé non plus ce parcours, les difficultés rencontrées. Pourtant, je ne tiens pas à me plaindre. Il y a, il est vrai, des chemins plus simples pour arriver à la maternité, mais il y en a également de bien plus compliqués.

Le quotidien n'est pas toujours facile, et chaque fois qu'on nous posera la question fatidique : "c'est pour quand le bébé ?", ce sera comme un coup de poignard supplémentaire, pourtant involontaire, de la part de personnes qui ignorent tout de notre combat.

Mais ce qui compte aujourd'hui pour nous, c'est de croire toujours en ce projet, et d'être accompagnés au mieux dans cette démarche. Je remercie d'ailleurs le ciel que de telles avancées comme la FIV aient pu avoir lieu, afin de donner un petit coup de pouce à ceux que la nature a moins bien gâté.

Chapitre 6 : Compil des pires et des meilleurs moments

Plutôt que de poursuivre dans la chronologie et la linéarité, qui à mon sens, étaient nécessaires en ce qui concerne les différents examens pratiqués, voici une petite compilation des pires et des meilleurs moments [car bien heureusement, la vie n'est pas faite que de moments désagréables, même dans la tourmente] de ce suivi et des mois qui viennent de passer.

Pire moment

Nous sommes en octobre, à l'apothéose de la douleur. Ce jour-là, je ne peux pas aller travailler, les douleurs sont trop fortes. Je suis pliée en deux, et je peux à peine marcher, alors tenir toute la journée, même dans un bureau est impossible. C'est la première fois que les douleurs atroces se manifestent en semaine, jusqu'ici j'avais eu la "chance" que ça tombe systématiquement les week-ends. Je me gave d'anti-inflammatoires et me traîne tant bien que mal dans la maison. Amour est en congés, ce qui facilite les choses, car il m'aide à me déplacer si besoin.

C'est à partir de 20h00 environ que les choses se corsent encore. J'ai déjà pris mon comprimé, mais rien n'y fait, pas une amélioration. Assise, allongée, aucune position ne me convient. La chaleur diffusée par la bouillote ne suffit pas. A l'intérieur de mon ventre, j'ai l'impression que quelque chose se déchire. Je vais à la selle (je vous avais prévenu que je vous vendrais du rêve). Ça ne va toujours pas mieux. Je prends un bain chaud. Toujours pas. En pleurs, je retourne m'allonger. Et puis ce sont les sanglots. Amour se précipite, inquiet. Il ne sait pas quoi faire. Moi non plus. J'ai l'impression que je vais mourir. C'est ça, ça doit être la fin, et elle fait drôlement mal. Il essaie de me rassurer comme il peut "ça va aller, ça va aller mieux, tu ne vas pas mourir". Pourtant, et très sincèrement sans exagération, j'ai l'impression que mon corps va finir par lâcher. Un appel au SAMU, je peux à peine parler. C'est Amour qui va discuter le premier avec le médecin, et lui expliquer. Quels médicaments j'ai pris, est-ce que ceux-ci font de l'effet. Non. Est-ce qu'on a de la codéine. Non je ne peux pas en prendre à cause de mon asthme, comme Amour s'en est souvenu. Le médecin demande à me parler, je m'entends à peine dans le combiné. SOS médecins, pour qu'on me prescrive quelque chose de plus fort.

On attend notre tour, marcher me tord les entrailles, m'asseoir ne me fait pas plus de bien. Vient enfin le moment de voir le médecin. A nouveau, on explique cette douleur intenable, ce que j'ai pris comme comprimé ou non. Il m'ausculte, très doux, et pourtant ses mains sur mon abdomen me font l'effet d'une bombe, d'une tronçonneuse, du feu. Il n'a pas le choix, il doit s'assurer que ce n'est pas autre chose et pour ça, il doit palper. Mais dans ses mots, dans ses yeux, je sens qu'il comprend, je ne simule pas et il le sait. Je repartirai avec un dérivé de morphine, que je peux prendre de suite et il m'encourage à aller aux urgences si ça ne va pas mieux. "Il ne faut pas vous laisser souffrir comme ça Madame, si ça ne va pas ils vous mettront une perfusion."

Il comprend. C'est un homme, et lui aussi comprend. Il y a de l'espoir. Ce soir-là, ce nouveau comprimé sera mon salut. Pris en chemin, il me donnera quelques nausées presque immédiatement, mais me permettra surtout de dormir, la douleur grandement atténuée. Le lendemain matin, un nouveau comprimé, dont les effets secondaires se feront toutefois ressentir jusqu'au soir (préparez la cuvette) mais qui m'aidera beaucoup.

Meilleur moment

Plus qu'un événement précis, le meilleur puisqu'il est important d'en retirer, de toute expérience, sera de réaliser que j'ai un compagnon qui est à mes côtés en toutes circonstances. Me retrouver dans des moments de faiblesse extrême, voire d'impuissance, m'aura en effet fait réaliser combien il est important de pouvoir compter sur quelqu'un qui vous aime profondément et inconditionnellement. Bien entendu, j'ai également ma famille et mes amis, mais l'endométriose se vit beaucoup dans l'intimité. Et je peux chaque jour compter sur son soutien, indéfectible, même dans les aspects les moins glam de cette maladie. Réaliser quoiqu'il en soit, tout l'amour qu'il y a autour de moi, encore davantage qu'au quotidien reste le plus marquant.

Pire moment

La première fois que j'ai eu besoin qu'Amour m'aide à me relever du lit, et à me déplacer dans la maison et où j'ai senti que je dépendais de quelqu'un, pour des actes aussi élémentaires. Cette vulnérabilité poussée à l'extrême.

Meilleur moment

C'est le lendemain de ma prise de ce médicament, plus fort que les autres. Le médecin a oublié de me remettre une ordonnance la veille, que nous allons chercher. En revenant, Amour me demande si ça va, avant de sortir de la voiture, je lui réponds que oui. Il part devant ouvrir les portes. Je fais quelques pas et soudain, ça tourne énormément là-haut. Je décide donc de m'asseoir, à même le sol. Quelques minutes plus tard, Amour m'interpelle depuis la maison, car il ne me voit pas. Il sort et je suis là, assise et je rigole. Je suis incapable de me relever, et quand il me demande pourquoi je ne l'ai pas appelé, je suis incapable de fournir une réponse cohérente. Je suis complètement dans le cirage, et le serai pendant encore de nombreuses heures. Et on en rigolera encore longtemps, de cette euphorie pourtant malvenue.

Pire moment

Voir mes proches, et d'autant plus mes parents, s'inquiéter de mon état, et de leur impuissance face à la situation, alors qu'il n'y sont pour rien, et que leur présence m'aide déjà beaucoup.

Meilleur moment

Bénéficier d'une équipe médicale constituée de personnes vraiment humaines, patientes et à l'écoute de nos peurs et de nos interrogations.

Et encore tant d'autres anecdotes auxquelles je ne pense pas ou qui m'appartiennent...

Épilogue

Mon expérience de la douleur n'est pas dramatique, en cela que l'on ne m'a jamais accusé de mentir, simuler ou exagérer. Or, dans beaucoup de témoignages que j'ai pu lire, entendre, de femmes atteintes d'endométriose, cette bienveillance nécessaire de la part de l'extérieur n'est pas toujours acquise. L'extérieur ce sont : le corps médical, mais aussi les proches, les managers dans le monde du travail… bref, tous ceux qui ne sont pas dans notre corps, à ressentir tout ce que nous ressentons, physiquement et psychologiquement. Et cela vaut pour l'ensemble des maladies qui existent, sans pour autant être visibles à l'œil nu.

À l'heure ou j'écris ces mots, je m'apprête à réaliser ma première FIV et tant d'émotions tourbillonnent en moi. J'ai hésité à poursuivre ce récit durant la procédure et pourtant je n'en ai pas le courage. Les semaines et mois qui viennent promettent d'être très éprouvants, physiquement et émotionnellement. Et si faire le récit des précédents mois m'a en quelque sorte servi de thérapie, j'essaie tant bien que mal de me préparer à vivre cette nouvelle aventure, avec toutes les ressources que j'ai à disposition.

Partager ces futurs événements viendront peut-être dans un second temps, puisque je coucherai probablement sur papier ce qui se passera dans tous les cas.

Terminer ce livre ici est aussi une belle façon de laisser le champ ouvert à toutes les possibilités. La vie est imprévisible et nous sommes, après de nombreuses épreuves, à l'aube de quelque chose de nouveau, qui aboutira peut-être sur notre petit miracle, ou sur une autre manière d'être forts. Et si le combat contre cette maladie n'est pas fini, pour autant la connaissance de son existence et l'évolution de sa prise en charge sont plutôt encourageants, de quoi me mettre du baume au cœur.

Alors, à toutes les femmes qui en souffrent, et à tous les couples qui se battent pour devenir les heureux parents de petits miracles, soyez forts, aimez-vous et ne lâchez rien !

Enfin, retenons que non, ce n'est pas normal d'avoir mal.

Glossaire

- **Adénomyose**

"L'adénomyose est usuellement définie comme étant de l'endométriose interne à l'utérus.

En fait il s'agit d'une anomalie de la zone de jonction entre l'endomètre (muqueuse qui tapisse l'utérus) et le myomètre (muscle de la paroi utérine) qui va laisser les cellules de l'endomètre infiltrer le myomètre. Elle peut être superficielle (épaississement de la zone jusqu'à 12 mm) ou profonde (douloureuse)."

- **Endométriose**

"Maladie chronique avec potentiel de récidive, causée par le développement d'îlots de tissu semblable à celui de la muqueuse utérine ou endomètre. Ce tissu, appelé tissu endométrial, se développe hors de l'utérus sous formes de lésions, d'adhérences et de kystes dans divers organes ainsi colonisés (ovaires, trompes, péritoine, rectum, vessie, diaphragme, …). A l'instar de l'endomètre, les localisations du tissu endométrial, hors cavité utérine, ont un développement rythmé par le cycle ovarien et menstruel. Chaque mois, au moment des règles, des micro-hémorragies surviennent au niveau des lésions d'endométriose. Le sang ainsi accumulé à l'intérieur de l'abdomen ne peut pas être éliminé, et subit une dégradation progressive qui libère des enzymes responsables d'une intense réaction inflammatoire."

- **Endométriose profonde**

"Dans l'endométriose profonde, les lésions pénètrent en profondeur dans l'espace rétro-péritonéal (le péritoine étant la membrane qui tapisse la paroi abdominale) ou dans la paroi des organes pelviens (vessie, rectum, vagin, ligaments utéro-sacrés...). Elle devient alors digestive lorsqu'elle infiltre la musculeuse digestive ou urologique lors d'une infiltration de la musculeuse vésicale ou urétérale. Par définition, la profondeur a été fixée à au moins 5 mm. À partir de là, plus les lésions d'endométriose sont situées en profondeur, plus les symptômes seront intenses."

- **FIV : Fécondation In Vitro**

"C'est une fécondation qui se fait à l'extérieur du corps de la femme, dans un milieu de culture dont la composition est proche de l'environnement naturel des trompes. Pour y parvenir, on utilise les ovocytes (ovules) et les spermatozoïdes des conjoints."

- **Hystérosalpingographie**

"L'hystérosalpingographie est un examen radiographique permettant d'observer l'utérus (= hystéro) et les trompes de Fallope (= salpingo) grâce à un produit de contraste, opaque aux rayons X, injecté dans la cavité utérine."

- **Hystéroscopie**

"L'hystéroscopie est une technique endoscopique, visant à explorer l'intérieur de la cavité utérine grâce à un hystéroscope (caméra miniature) introduit par les voies naturelles."

- **IRM : Imagerie par Résonance Magnétique**

"L'IRM est l'une des techniques d'imagerie médicale les plus récentes. Elle permet de visualiser avec une grande précision les organes et tissus mous, dans différents plans de l'espace. Il est ainsi possible de déterminer la position exacte de lésions autrement invisibles."

- **Nodule**

"Terme employé pour définir des lésions qui envahissent en profondeur soit un organe soit la zone sous péritonéale. On retrouve le plus souvent ces nodules profonds, qui s'apparentent à une petite boule, au niveau des ligaments utéro-sacrés (ligament reliant l'utérus au sacrum en arrière), la zone recto-vaginale, le vagin, le rectum, la fossette ovarienne. Moins fréquemment, ils peuvent se situer au niveau de la vessie ou du sigmoïde et plus rarement encore sur tout autre organe abdominal."

- **PMA : Procréation Médicalement Assistée**

"La PMA ou Assistance médicale à la procréation (AMP) « consiste à manipuler un ovule et/ou un spermatozoïde pour procéder à une fécondation », selon les mots de l'Institut national de la santé et de la recherche médicale. Actuellement, elle permet aux couples qui ne parviennent pas à avoir d'enfants de concevoir."

- **Spermogramme**

"Un spermogramme est un outil permettant de déterminer l'implication des spermatozoïdes dans une infertilité au sein d'un couple. Il vise à caractériser les spermatozoïdes d'un point de vue quantitatif (nombre de spermatozoïdes au total et nombre de spermatozoïdes normaux) et qualitatif (mobilité et forme des spermatozoïdes). Pratiqué en laboratoire, il repose sur le recueil de sperme par la masturbation après plusieurs jours sans éjaculation."

- **Stomie**

"Une stomie désigne l'ouverture chirurgicale créée sur la surface de l'abdomen afin de permettre l'évacuation des selles et de l'urine. Il existe trois types de stomies : la colostomie formée à partir du côlon, l'iléostomie formée à partir de l'intestin grêle et l'urostomie qui permet de dévier l'urine via une portion de l'intestin."

- **Torus utérin**

"Partie postérieure de l'utérus à la jonction du col et du corps utérin où se rejoignent les deux ligaments utéro-sacrés."

Sitographie / Bibliographie

- Coloplast actif (www.coloplastactif.fr)

- Endofrance (www.endofrance.org)

- Doctissimo (www.doctissimo.fr)

- FIV France (www.fivfrance.com)

- Futura Santé (www.futura-sciences.com)

- La Mutuelle Générale (www.lamutuellegenerale.fr)

- Passeport Santé (www.passeportsante.net)

- Santé sur le net (www.sante-sur-le-net.com)

- Laëtitia MILOT, "Le bébé, c'est pour quand ?"
[Michel Lafon, 2016]